Fracturas

del

fémur proximal.

Traumatología y cirugía ortopédica.

David Buendía López.

Cristina Giménez Velázquez.

Fracturas del fémur proximal.

Traumatología y cirugía ortopédica.

Primera edición.

Murcia. España. 28 abril de 2015.

Autores:

David Buendía López. (director) Licenciado en Medicina y Cirugía. Especialista en Cirugía Ortopédica y Traumatología.

Cristina Giménez Velázquez. Diplomada Universitaria en Enfermería.

ISBN-13: 978-1511941242
ISBN-10: 1511941243

Edición:

Amazon.

CreateSpace Independent Publishing Platform.

BooksInPrint.com®.

Prefacio.

A pesar de existir un abundante número de publicaciones dedicadas a las fracturas del extremo proximal del fémur, la importancia de este tema y el quedar aún temas no resueltos acerca del manejo de esta patología nos ha llevado a la realización de esta obra.

Grandes avances han sido realizados en el tratamiento quirúrgico de las fracturas del extremo proximal del fémur. No obstante, existen aún discrepancias acerca de qué decisión puede ser la más acertada cuando tenemos ante nosotros un paciente afecto de esta patología.

Murcia, España. 2015.

Índice de capítulos.

Capítulo I.

Capítulo I. Etiopatogenia y epidemiología de las fracturas del extremo proximal del fémur.

Autores:

David Buendía López.   Licenciado en Medicina y Cirugía.
                                        Especialista en Cirugía Ortopédica y Traumatología.

Cristina Giménez Velázquez.   Diplomada Universitaria en Enfermería.

En primer lugar cabría decir que cuando hablamos de las fracturas del extremo proximal del fémur estamos hablando de una serie muy distinta de entidades nosológicas que difieren tanto del punto de vista clínico como terapéutico. Como veremos en sucesivos capítulos, el tratamiento de cada una de ellas está sujeto a distintas consideraciones.

En general, podemos decir que existen dos grandes grupos de fracturas del extremo proximal del fémur. Por un lado tendríamos aquellas fracturas que suceden en pacientes jóvenes (menores de 60-65 años) normalmente como consecuencia de un accidente de alta energía o con una predisposición estructural del hueso a sufrir una fractura. En segundo lugar, y más numeroso, tendríamos el grupo de pacientes ancianos, habitualmente con alteraciones estructurales en el hueso tales como la osteoporosis que predisponen a que ante un traumatismo mínimo como una caída desde la propia altura del paciente provoque una fractura del extremo proximal del fémur.

La incidencia y la prevalencia de este tipo de fracturas están aumentando de forma mundial y especialmente en los países desarrollados, debido fundamentalmente al envejecimiento de la población que está sucediendo en dichos países. Como se comentará en el siguiente capítulo, este aumento tanto en la incidencia como en la prevalencia de este tipo de patología supone un importante aumento del gasto socio sanitario.

En cuanto a los factores etiopatogénicos involucrados en la producción de las fracturas del extremo proximal del fémur deberíamos diferenciar claramente dos grandes grupos como se ha hablado con anterioridad.

1. Fracturas del extremo proximal del fémur producidas en pacientes jóvenes.

    Habitualmente hay que considerar en este apartado traumatismos de alta energía como accidentes de tráfico o deportivos en los que independientemente de la calidad ósea del paciente se produce la fractura debido a una descompensación entre la energía transmitida por el accidente y los mecanismos compensatorios normales del hueso.

    Las fracturas producidas en este grupo suelen estar asociadas a otras lesiones, tanto desde el punto de vista traumatológico (fracturas concomitantes) como sistémico (traumatismos craneales, torácicos, abdominales...).

2. Fracturas del extremo proximal del fémur producidas en ancianos o en pacientes jóvenes con alteración de la calidad ósea.

    Bien exista una alteración en la calidad ósea del paciente joven (déficit hormonales, alteraciones tumorales) o en el paciente anciano (considerando la osteoporosis como tal alteración de la calidad ósea), ante un traumatismo de baja intensidad las estructuras óseas del fémur proximal son incapaces de soportar dicho traumatismo, produciéndose la fractura.

    Distintos factores presentes en el paciente anciano se han puesto de relevancia como claros factores de riesgo para la producción de este tipo de fracturas. Cabría destacarse las alteraciones cognitivas, de la conciencia, el consumo de fármacos que pueden alterar el equilibrio, la presencia de patología articular en los miembros inferiores que alteran la marcha o las condiciones del hábitat en el que la persona realiza su vida cotidiana. (1)

Todos ellos son factores modificables, prevenibles y susceptibles de ser objetivo de las distintas medidas socio sanitarias encaminadas a reducir la incidencia y prevalencia de este tipo de fracturas.

Capítulo II.

Capítulo II. Impacto socio-económico de las fracturas del extremo proximal del fémur.

Autores:

David Buendía López.   Licenciado en Medicina y Cirugía.
                                        Especialista en Cirugía Ortopédica y Traumatología.

Cristina Giménez Velázquez.   Diplomada Universitaria en Enfermería.

Como se ha comentado en el capítulo anterior, la incidencia y prevalencia de las fracturas del extremo proximal ha aumentado de forma importante a lo largo de las últimas décadas. Este aumento, debido en gran parte al aumento de la población anciana, puede poner en riesgo la estabilidad financiera de los sistemas sanitarios en gran parte de los países desarrollados. (2)

El aumento en el número de pacientes afectados por una fractura del extremo proximal del fémur conlleva, evidentemente, un aumento de los requerimientos asistenciales de dichos pacientes.

En este sentido, no solamente aumentan los gastos sanitarios directos en el tratamiento de la fractura desde un punto de vista hospitalario (gastos quirúrgicos, material de osteosíntesis o material protésico) sino también aquellos derivados de la asistencia domiciliaria o por parte de instituciones socio sanitarias (residencias) de los que el paciente afectado por una fractura del extremo proximal del fémur requerirá.

Por otro lado, el aumentado riesgo de morbimortalidad en pacientes afectados de fracturas del extremo proximal del fémur también contribuye al aumento del consumo de los recursos de los sistemas sanitarios de los países, especialmente de los desarrollados.

Por tanto, desde el punto de vista socio-económico, una prevención de la aparición de este tipo de fracturas es clave en la reducción tanto de la morbimortalidad en estos pacientes como del gasto sanitario. La modificación de aquellos factores modificables que aparecen en el anciano podría ser se sumo interés de cara a conseguir este objetivo.

Capítulo III.

Capítulo III. Diagnóstico de las fracturas del extremo proximal del fémur.

Autor:

David Buendía López.   Licenciado en Medicina y Cirugía.
                                        Especialista en Cirugía Ortopédica y Traumatología.

El diagnóstico de las fracturas del extremo proximal del fémur se basa claramente en tres pilares:

1. En primer lugar, una adecuada historia clínica que recoja los antecedentes del paciente referentes a consumo de fármacos, estado cognitivo previo o mecanismo de acción (caída desde propia altura, traumatismo de alta energía como consecuencia de accidente de tráfico o deportivo) es fundamental a la hora de establecer una sospecha clínica.

2. La exploración clínica que muestre o no la impotencia funcional y la posible presencia de deformidades (acortamientos, desviaciones rotacionales) es también clave a la hora de establecer el diagnóstico de fractura del extremo proximal del fémur.

3. Por último y no menos importante, la realización de radiografías simples cadera y/o pelvis nos confirma el diagnóstico clínico de sospecha. En este sentido son necesarias radiografías posteroanteriores y oblicuas en la medida que el dolor y la posibilidad de movilización del paciente lo permita.

De acuerdo al mecanismo implicado en la producción de la fractura del extremo proximal del fémur se deberá tener en cuenta la posible presencia de lesiones asociadas, lo cual implicará la realización de aquellas pruebas necesarias en función de dichas lesiones. (3)

La realización de pruebas de imagen distintas de la radiografía simple (dejando aparte la necesidad de otros estudios para valorar lesiones asociadas) raramente es necesario y queda reservado fundamentalmente a fracturas incompletas o no desplazadas en las que existan claras dudas en la interpretación de las radiografías simples y la sospecha diagnóstica sea alta. La tomografía axial computerizada y la resonancia magnética nuclear serían dichas pruebas a realizar.

Capítulo IV.

Capítulo IV. Clasificación de las fracturas del extremo proximal del fémur.

Autor:

David Buendía López.   Licenciado en Medicina y Cirugía.
                                              Especialista en Cirugía Ortopédica y Traumatología.

Las fracturas del extremo proximal del fémur han sido ampliamente estudiadas a lo largo de la historia y numerosas clasificaciones han ido surgiendo con el transcurso del tiempo.

Dichas clasificaciones han dividido las fracturas del extremo proximal del fémur en distintos grupos en función de distintos criterios tales como la localización anatómica del trazo de fractura, el número de fragmentos involucrados, el grado de desplazamiento o la existencia o no de inestabilidad del foco fracturario. (4)

A modo de resumen y tratando de realizar una clasificación práctica y orientativa desde el punto de vista terapéutico, podríamos distinguir una serie de grupos en el que podríamos englobar las fracturas del extremo proximal del fémur. Para un recordatorio de la anatomía regional, remitimos al lector a los diferentes manuales anatómicos existentes. Dichos tipos de fracturas serían:

1. Grupo 1. Fracturas subcapitales del cuello femoral sin desplazar o con desplazamiento igual o inferior a 1mm.

   Son fracturas con riesgo de necrosis avascular de la cabeza femoral. Este tipo de fracturas es subsidiario habitualmente de tratamiento mediante osteosíntesis en pacientes jóvenes (menores de 65 años) siempre y cuando la intervención quirúrgica pueda llevarse a cabo en las primeras horas del traumatismo.

En pacientes de más de 65 años y en aquellos en los que no ha sido posible realizar la intervención quirúrgica en las primeras horas, el tratamiento de elección sería el implante de una prótesis de cadera, bien de forma total o parcial.

2. Grupo 2. Fracturas subcapitales del cuello femoral con desplazamiento mayor a 1 mm.

    Independientemente de la edad del paciente, el tratamiento óptimo para este tipo de fractura sería el implante de una prótesis de cadera, total o parcial, dado el riesgo alto de necrosis avascular de la cabeza femoral.

    La indicación de prótesis total o parcial debe estar basado en 2 puntos: edad del paciente y afectación degenerativa previa de la articulación. De este modo en pacientes mayores de 70 años con una articulación no artrósica se debería valorar el implantar una prótesis parcial de cadera. Por otro lado, en pacientes de menos de 70 años o cuando exista artrosis previa en dicha cadera se debería valorar el implantar una prótesis total de cadera.

    Caso aparte son las fracturas de este tipo en pacientes jóvenes como consecuencia de impactos de alta energía. En estos casos, una cirugía precoz mediante osteosíntesis que prevenga una posible necrosis avascular de la cabeza femoral debería valorarse frente a una sustitución protésica.

3. Grupo 3. Fracturas pertrocantéreas y subtrocantéreas.

    Independientemente del grado de desplazamiento, del mecanismo lesional, del número de fragmentos, de la edad o del tiempo de evolución, este tipo de fracturas son subsidiarias de tratamiento quirúrgico mediante reducción si es preciso y osteosíntesis mediante los distintos sistemas disponibles en el mercado, ya sean sistemas de enclavado intramedular o sistemas de osteosíntesis extramedulares.

Como ha quedado reflejado en la clasificación propuesta, la práctica totalidad de las fracturas del extremo proximal del fémur requerirían un tratamiento quirúrgico. Con la excepción de aquellos casos en los que el estado general del paciente no lo permita, por patologías previas o por lesiones asociadas, el tratamiento quirúrgico debería ser la norma.

Capítulo V.

Capítulo V. Tratamiento quirúrgico mediante osteosíntesis de las fracturas del extremo proximal del fémur.

Autor:

David Buendía López.   Licenciado en Medicina y Cirugía.
                                        Especialista en Cirugía Ortopédica y Traumatología.

Como se ha esbozado anteriormente, las indicaciones fundamentales de osteosíntesis de las fracturas del extremo proximal del fémur podrían considerarse las siguientes:

1. Fracturas subcapitales del cuello femoral con desplazamiento menor o igual a 1 mm y con edad inferior a 65 años.
2. Fracturas subcapitales del cuello femoral con desplazamiento mayor a 1 mm en pacientes jóvenes en los que es posible realizar una cirugía precoz y siempre valorando el alto riesgo de necrosis avascular de la cabeza femoral.
3. Fracturas pertrocantéreas y subtrocantéreas en los que es posible realizar intervención quirúrgica por un buen estado general del paciente, independientemente de factores tales como grado de desplazamiento, número de fragmentos, mecanismo lesional o tiempo de evolución.

El tratamiento quirúrgico mediante osteosíntesis de las fracturas del extremo proximal del fémur requiere una evaluación por parte del servicio de anestesia de cara a corregir cualquier alteración (respiratoria, cardiaca, electrolítica) previamente a la intervención.

Los sistemas comerciales disponibles actualmente para el tratamiento de dichas fracturas se podrían resumir en tres grandes grupos:

1. Tornillos canulados.

   Indicados fundamentalmente para aquellas fracturas subcapitales del cuello femoral con desplazamiento menor o igual a 1 mm en los que es posible una cirugía precoz para evitar la aparición de la temida necrosis avascular de la cabeza femoral.

2. Sistemas de enclavado intramedular.

   Distintos sistemas están comercializados actualmente. Sus indicaciones principales serian fracturas pertrocantéreas y subtrocantéreas, independientemente de factores tales como grado de desplazamiento, número de fragmentos, mecanismo lesional o tiempo de evolución.

3. Sistemas de tornillo deslizante-placa.

   Considerado hasta hace pocos años como la técnica de elección en el tratamiento de las fracturas del extremo proximal del fémur, actualmente ha ido perdiendo su popularidad y dejando paso a los sistemas de enclavado intramedular.

   Sus indicaciones actuales serían fracturas pertrocantéreas no desplazadas y estables, aunque como se ha indicado previamente, la utilización de sistemas de enclavado intramedular ha hecho disminuir la utilización del sistema de tornillo deslizante-placa.

Independientemente de la técnica realizada, el tratamiento quirúrgico mediante osteosíntesis de las fracturas del extremo proximal del fémur debe permitir una carga parcial desde el primer momento, sin riesgo de desplazamiento. (5)

En este sentido el tratamiento rehabilitador inmediato debe ser un claro objetivo terapéutico que disminuirá la morbimortalidad del paciente y ayudará a una reintegración precoz a la sociedad del paciente afectado de una fractura del extremo proximal del fémur.

Capítulo VI.

Capítulo VI. Tratamiento quirúrgico mediante prótesis de las fracturas del extremo proximal del fémur.

Autor:

David Buendía López.   Licenciado en Medicina y Cirugía.
                                   Especialista en Cirugía Ortopédica y Traumatología.

En el tratamiento quirúrgico mediante prótesis de las fracturas del extremo proximal del fémur se podrían considerar dos grandes grupos de pacientes, ambos afectados de fracturas subcapitales del cuello femoral:

1. Pacientes del adulto joven.

   Se trataría de fracturas consecuencia de traumatismos de alta energía, como aquellos que se producen en accidentes de tráfico o deportivos.

2. Pacientes mayores (65 años o más).

   Serían fracturas fundamentalmente consecuencia de traumatismos de baja energía en pacientes que presentan alteración estructural en el fémur proximal (osteoporosis).

Ante la presencia de cualquiera de estos dos tipos de pacientes afectados de una fractura subcapital del cuello femoral cabe plantearse el tratamiento quirúrgico mediante implante de prótesis de cadera como tratamiento de elección. (6)

Tras una evaluación preoperatoria, en la que se descarte patología concomitante o lesiones asociadas que obliguen a posponer la intervención quirúrgica hasta que se resuelvan dichas incidencias, cabe valorar qué tipo de prótesis debe ser utilizada.

En este sentido se puede decir que existirían dos grandes opciones terapéuticas:

1. Implante de prótesis parcial de cadera.

   Actualmente hay disponibles de forma comercial distintos tipos de prótesis parcial que podrían subdividirse en otros dos grupos: prótesis unipolares y bipolares. Éstas últimas han ido desplazando paulatinamente a las primeras debido a sus mejores características biomecánicas y a la posibilidad de reconversión a prótesis total de cadera de forma más sencilla y con una técnica quirúrgica menos agresiva.

   La indicación principal de este tipo de prótesis sería en fracturas subcapitales del cuello femoral en pacientes mayores a 65 años en los que no exista patología degenerativa previa de la articulación de la cadera.

2. Implante de prótesis total de cadera.

   Al igual que las prótesis parciales, hay disponibles de forma comercial distintos tipos de prótesis con distintas características técnicas, detalle importante fundamentalmente para aquellos casos de fractura subcapital del cuello femoral en pacientes del adulto joven.

   Como se ha comentado en anteriores capítulos, el implante de prótesis total de cadera en fracturas del extremo proximal del fémur estaría indicado en aquellas fracturas subcapitales del cuello femoral con:
   a. Desplazamiento mayor a 1 mm.
   b. Desplazamiento menor o igual a 1 mm pero en los que no se ha podido realizar el tratamiento quirúrgico de forma precoz, con edad inferior a 65 años.

Por tanto, en la elección de uno u otro tipo de implante entran en juego factores dependientes tanto del paciente como de la fractura. La elección del implante determinará, así mismo, el manejo postoperatorio del paciente e influirá en las posibles complicaciones que puedan surgir.

Capítulo VII.

Capítulo VII. Complicaciones de las fracturas del extremo proximal del fémur.

Autores:

David Buendía López.   Licenciado en Medicina y Cirugía.
                                                        Especialista en Cirugía Ortopédica y Traumatología.

Cristina Giménez Velázquez.   Diplomada Universitaria en Enfermería.

Cabe destacar la edad de aparición de las fracturas del extremo proximal del fémur, habitualmente a edades avanzadas. Y con cierta frecuencia los pacientes afectados de una fractura de este tipo presentan patología asociada. De hecho, dichas patologías asociadas pueden ser un factor de riesgo para el desarrollo de la fractura.

Incluso instaurando un tratamiento definitivo precoz de la fractura de cadera, la morbimortalidad está claramente aumentada en este tipo de pacientes, pudiendo llegar la mortalidad hasta al 50% durante el primer año tras la producción de la fractura. (7)

Por otro lado, existen una serie de complicaciones que cabría destacar:

1. Infecciones perioperatorias.

   Destacarían, exceptuando la infección de la propia herida quirúrgica, la infección respiratoria y urinaria, las cuales contribuyen a aumentar significativamente la mortalidad a consecuencia de este tipo de fracturas en el postoperatorio inmediato.

El tratamiento profiláctico mediante antibioticoterapia, el momento de la intervención con un tratamiento rehabilitador precoz podrían mejorar las tasas referentes a este tipo de complicaciones.

2. Trombosis venosa profunda y fenómenos de tromboembolismo.

   Al igual que en el apartado anterior, el tratamiento profiláctico mediante heparinas de bajo peso molecular, el momento de la intervención con un tratamiento rehabilitador precoz podrían mejorar las tasas referentes a este tipo de complicaciones.

3. Necrosis avascular de la cabeza femoral.

   Este tipo de complicación aparece fundamentalmente en aquellas fracturas subcapitales del cuello femoral tratadas mediante osteosíntesis.

   Una reconversión hacia un sistema protésico (prótesis parcial o total) es la indicación terapéutica en este tipo de complicaciones.

4. Fracaso de la osteosíntesis.

   A pesar de una selección adecuada del sistema de osteosíntesis, el fracaso de consolidación puede llevar a una situación de pseudoartrosis, resultando en fracaso de la osteosíntesis y requiriendo un tratamiento adicional.

   En estas situaciones, dependiendo de cada caso en particular, la retirada del material de osteosíntesis y una nueva fijación o implante protésico sería el tratamiento a realizar.

5. Luxación de la prótesis.

   Indudablemente, se trata de una complicación inherente a las fracturas subcapitales del cuello femoral que han sido tratadas mediante prótesis de cadera, ya sea parcial o total. No obstante, el índice de luxación es mayor en aquellos casos en los que el paciente es portador de una prótesis total de cadera.

Capítulo VIII.

Capítulo VIII. Bibliografía.

Autores:

David Buendía López.   Licenciado en Medicina y Cirugía.
                                        Especialista en Cirugía Ortopédica y Traumatología.

Cristina Giménez Velázquez.   Diplomada Universitaria en Enfermería.

1. Canales V, Mesa MP, Peguero A. Epidemiología de las fracturas del extremo proximal del fémur. Monografías SECOT 3. Masson. Barcelona. 2001. Capítulo 1. Pp 1-10.
2. López Vazquez R, Noya García M. Coste social de la osteoporosis. Reuma. 1984;19:27-31.
3. RonalMc Rae. Ortopedia y fracturas, exploración y tratamiento. Marban Libros.
4. Koval KJ, Zuckerman JD. Femoral neck fractures. En: Koval KJ, Zuckerman JD, eds. Hip fractures. A practical guide to management. New York: Springer, 2000;48-127.
5. Bray TJ. Femoral neck fracture fixation: Clinical decision making. Clin Orthop. 1997;339:20-31.
6. Lunt HR. The use of prosthetic replacement of the head of the femur as primary treatment for subcapital fractures. Injury. 1971;3:107-113.
7. .Brossa A, Tobias J, Zorilla J, López E, Alabart A, Belmonte M. Mortalidad a los tres años de los pacientes con fractura de fémur. Med Clin (Barc). 2005;124:53-4.